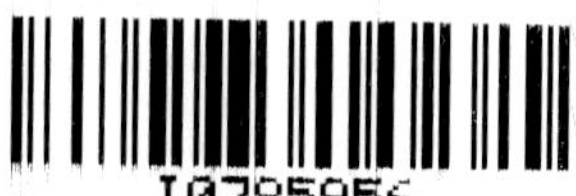
I0785956